Michael Heinen-Anders
Die ersten Schritte… - Der
esoterische Schulungsweg für
Anfänger

Ein Begleiter durchs Jahr

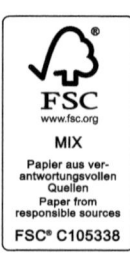

Herstellung und Verlag: BoD - Books on Demand, Norderstedt

ISBN 9783739228204

Inhaltsverzeichnis

1. Was ist Anthroposophie?

Als Anthroposophie (von altgriechisch ἄνθρωπος ánthrōpos „Mensch" und σοφία sophía „Weisheit") wird eine von Rudolf Steiner (1861–1925) begründete, weltweit vertretene spirituelle und esoterische Weltanschauung sowie der zugehörige Ausbildungs- und Erkenntnisweg bezeichnet. Die Anthroposophie versucht, Elemente des deutschen Idealismus, der Weltanschauung Goethes, des Christentums, fernöstlicher Lehren sowie der naturwissenschaftlichen Erkenntnisse ihrer Zeit zu verknüpfen. Die Anthroposophie hat dabei einen umfassenden esoterischen Erkenntnisweg entwickelt. Dieser allerdings droht den zunächst hilflosen Betrachter zunächst eher zu erschlagen, als ihn aufzuklären, denn in insgesamt etwa 350 Bänden steht die Gesamtausgabe (GA) der Schriften und Vorträge Rudolf Steiners als ein monolithischer Block da, welcher den unbefangenen Betrachter oft befangen macht und ihn einschüchtert. Doch das Ziel der Anthroposophie, welches sich aus dem 1. Leitsatz Rudolf Steiners ergibt, klärt schnell über anfängliche Missverständnisse auf.

Anthroposophie ist die Antwort auf die Geistleere und den Materialismus des herrschenden Zeitalters. Anthroposophen "... können daher nur Menschen sein, die gewisse Fragen über das Wesen des Menschen und die Welt so als Lebensnotwendigkeiten empfinden, wie man Hunger und Durst empfindet."[1]

2. Was ist Esoterik?

Esoterik (von altgriechisch ἐσωτερικός esōterikós ‚innerlich', ‚dem inneren Bereich zugehörig') ist in der ursprünglichen Bedeutung des Begriffs eine philosophische Lehre, die nur für einen begrenzten „inneren" Personenkreis zugänglich ist, im Gegensatz zur Exoterik als allgemein zugänglichem Wissen. Andere traditionelle Wortbedeutungen beziehen sich auf einen inneren, spirituellen Erkenntnisweg, etwa synonym mit Mystik, oder auf ein „höheres", „absolutes" und arkanes, althergebrachtes Wissen. Zunächst wurde das esoterische Wissen oder „Geheimwissen" nur in geschlossenen Zirkeln verkündet, doch mit dem Ende des dunklen Zeitalters („Kali-Yuga") im Jahre 1899 konnte dieses Wissen nun endlich in geeigneter Form publik gemacht werden.[2]

3. Die ersten Schritte

Grundsätzlich ist es sinnvoll sich im Zusammenhang der Esoterik, einmal die buddhistische Praxis der Achtsamkeitsübung zu vergegenwärtigen. Diese führt über und leitet weiter in das Gebiet der Meditation und Kontemplation.

---

[1] Rudolf Steiner: Anthroposophische Leitsätze, GA 26, Rudolf Steiner Verlag, Dornach 1976, S. 14
[2] Vgl. Rudolf Steiner: Frühere Geheimhaltung und jetzige Veröffentlichung übersinnlicher Erkenntnisse, Rudolf Steiner Vlg., Dornach 1990

3.1. Was ist Meditation?

Meditation (von lateinisch meditatio, zu meditari „nachdenken, nachsinnen, überlegen", von griechisch μέδομαι / μήδομαι medomai „denken, sinnen") ist eine in vielen Religionen und Kulturen ausgeübte spirituelle Praxis. Durch Achtsamkeits- oder Konzentrationsübungen soll sich der Geist beruhigen und sammeln. Bekannt ist die Praxis der Meditation vor allem aus dem Buddhismus. Buddhistische Mönche verbringen oft den ganzen Tag in purer Meditation. Doch auch im christlichen und im islamischen Kontext ist die Meditation bekannt. Im christlichen esoterischen Rahmen ist vor allem die Meditation des Johannes-Evangeliums bekannt, ferner noch die Rosenkreuzmeditation, welche aber eher für Fortgeschrittene geeignet scheint. Im Rahmen der Sufi-Tradition ist die Murmelmeditation und der ekstatische Tanz der Sufi-Derwische bekannt. Auch Hindus kennen die Praxis der Meditation.

3.2. Was ist Kontemplation?

Kontemplation (lateinisch contemplari „anschauen", „betrachten") bedeutet allgemein Beschaulichkeit oder auch beschauliche Betrachtung. Kontemplation ist auch als mystischer Weg der westlichen Tradition bekannt. Vor allem durch C.G. Jung sowie durch christliche Mönchsorden ist die Kontemplation bekannt geworden. Eine Verbindung von Meditation und Kontemplation stellt die anthroposophische Übung der Samenkornmeditation dar, auf die später noch näher eingegangen werden soll.

3.3. Meditation und Kontemplation anhand des Prologs aus dem Johannes-Evangelium

Auch der Prolog des Johannes-Evangeliums fordert zu Meditation und Kontemplation
heraus.

„Wer vom Standpunkt der Esoterik aus sich in die ersten Worte Johannes-Evangeliums hinein vertieft, erlebt es, daß sie eine weckende Kraft in seinem Inneren sind. Dann muß man allerdings das Johannes-Evangelium so anwenden, wie es ursprünglich angewendet worden ist, und man muß die Geduld haben, immer wieder die ersten Sätze des Johannes-Evangeliums als seinen Meditationsstoff zu nehmen und sie jeden Morgen an seiner Seele vorüberziehen lassen. Dann ist das eine Kraft, die tief in unserer Seele verborgene Kräfte herausholt. Allerdings muß man eine richtige Übersetzung dafür haben. Sie müssen ungefähr an deutschen Wortcharakteren ausdrücken, was wirklich im Urtext dastand. In einer möglichst richtigen Übersetzung möchte ich Ihnen anführen, dass charakteristisch in den Worten das eigentliche Geistesleben des Johannes-Evangeliums angegeben wird:

«Im Urbeginne war das Wort, und das Wort war bei Gott, und ein Gott war das Wort.
Dieses war im Urbeginne bei Gott.
Alles ist durch dasselbe geworden, und außer durch dieses ist nichts von dem Entstandenen geworden.
In diesem war das Leben, und das Leben war das Licht der Menschen.

11

Und das Licht schien in die Finsternis, aber die Finsternis hat es nicht begriffen.

Es ward ein Mensch, gesandt war er von Gott, mit seinem Namen Johannes.

Dieser kam zum Zeugnis, auf daß er Zeugnis ablege von dem Lichte, auf daß durch ihn alle glauben sollten.

Er war nicht das Licht, sondern ein Zeuge des Lichtes. Denn das wahre Licht, das alle Menschen erleuchtet, sollte in die Welt kommen.

Es war in der Welt, und die Welt ist durch es geworden, aber die Welt hat es nicht erkannt.

Zu den einzelnen Menschen kam es, bis zu den Ich-Menschen kam es, aber die einzelnen Menschen, die Ich-Menschen, nahmen es nicht auf.

Die es aber aufnahmen, die konnten sich durch es als Gotteskinder offenbaren.

Die seinem Namen vertrauten, sind nicht aus Blut, nicht aus dem Willen des Fleisches und nicht aus menschlichem Willen, sondern aus Gott geworden.

Und das Wort ist Fleisch geworden und hat unter uns gewohnet,

und wir haben seine Lehre gehöret, die Lehre von dem einigen Sohne des Vaters, erfüllt von Hingabe und Wahrheit.»[3]

---

[3] Rudolf Steiner: Menschheitsentwicklung und Christus-Erkenntnis, GA 100, Rudolf Steiner Vlg., Dornach 2006, S. 169 - 170

4. Das anthroposophische Studium
Streng genommen beginnt der anthroposophische
Schulungsweg im eigentlichen Sinne erst mit dem
anthroposophischen Studium. Jeder Anfänger wird es
bemerken, dass ihm nach anfänglichen Meditations- und
Kontemplationsübungen gewisse nähere Erläuterungen
fehlen. Auch wird er sich sehr schnell bewusst, dass er
den eigentlichen Inhalt der Anthroposophie noch gar
nicht aufgenommen hat, was sehr schnell zu einem Such-
und Mangelerlebnis wird.
Wer sich nun unter „Studium" eine langweilige,
zermürbende Wissensaufnahme vorstellt, der wird sich
angesichts der Grundschriften Rudolf Steiners doch
zuweilen hinterher sagen, dass es schon lange notwendig
war, diese aufzunehmen.

Bereits das **anthroposophische Studium** als erster
Schritt auf dem anthroposophischen Schulungsweg kann
bedeutende, positive Veränderungen in der übersinnlich
wahrnehmbaren Leibesorganisation des Geistesschülers h
ervorrufen.

"Ich habe ganz bewusst angestrebt, nicht eine «populäre»
Darstellung zu geben, sondern eine solche, die notwendig
macht, mit rechter Gedankenanstrengung in den Inhalt
hineinzukommen. Ich habe damit meinen Büchern einen
solchen Charakter aufgeprägt, dass deren Lesen selbst
schon der Anfang der Geistesschulung ist. Denn die
ruhige, besonnene Gedankenanstrengung, die dieses
Lesen notwendig macht, verstärkt die Seelenkräfte und

macht sie dadurch fähig, der geistigen Welt nahe zu kommen."[4]

Um den Zweck des anthroposophischen Studiums zu erfüllen ist die Lektüre der Schriften Rudolf Steiners notwendig. Im allgemeinen ist die folgende Reihenfolge bei der Lektüre der anthroposophischen Standardwerke Rudolf Steiners anzuraten: 1. "Theosophie" (GA 9), dann 2. "Wie erlangt man Erkenntnisse der höheren Welten?" (GA 10) und schließlich 3. "Die Geheimwissenschaft im Umriß" (GA 13). Daneben ist zur Abrundung des Studiums noch die Lektüre folgender Werke ebenfalls anzuraten: "Die Philosophie der Freiheit" (GA 4), dann "Das Christentum als mystische Tatsache und die Mysterien des Altertums" (GA 8) und schließlich, aber nicht abschließend auch noch "Aus der Akasha-Chronik" (GA 11).

Die Vorträge und Zyklen Rudolf Steiners, sofern sie nicht einen rein einführenden Charakter tragen (siehe "Öffentliche Vorträge"), sollten erst danach zum Gegenstand des Studiums gemacht werden.

Die meisten Anthroposophen machen die Erfahrung, dass es mit der Aufnahme der Grundwerke Rudolf Steiners alleine nicht getan ist, und möchten gerne die Anleitung eines erfahrenen Lehrers in Anspruch nehmen. Leider gibt es derartige Lehrer des anthroposophischen Schulungsweges nur sehr begrenzt. Nach meiner Kenntnis sind die meisten dieser Lehrer schon sehr alt.

---

[4] Rudolf Steiner: Die Geheimwissenschaft im Umriß, GA 13, Rudolf Steiner Vlg., Dornach 2013, S. 29

Daher empfangen sie oft auch gar keine Schüler mehr.[5]
Um so wichtiger wird der Kontakt zu erfahreneren
Anthroposophen, wie sie in örtlichen anthroposophischen
Zweigen, aber auch im Internet, zuweilen zu finden sind.
Doch können auch solche Personen keinen esoterischen
„Lehrer" im eigentlichen Sinne ersetzen.

5. Die Samenkornmeditation
Eine recht gefahrlose Meditation für Anfänger stellt die
sogenannte „Samenkornmeditation" dar.
"Man lege ein kleines Samenkorn einer Pflanze vor sich
hin. Es kommt darauf an, sich vor diesem unscheinbaren
Ding die rechten Gedanken intensiv zu machen und
durch diese Gedanken gewisse Gefühle zu entwickeln.
Zuerst mache man sich klar, was man wirklich mit
Augen sieht. Man beschreibe für sich Form, Farbe und
alle sonstigen Eigenschaften des Samens. Dann überlege
man folgendes. Aus diesem Samenkorn wird eine
vielgestaltige Pflanze entstehen, wenn es in die Erde
gepflanzt wird. Man vergegenwärtige sich diese Pflanze.
Man baue sie sich in der Phantasie auf. Und dann denke
man: Was ich mir jetzt in meiner Phantasie vorstelle, das
werden die Kräfte der Erde und des Lichtes später
wirklich aus dem Samenkorn hervorlocken. Wenn ich ein
künstlich geformtes Ding vor mir hätte, das ganz
täuschend dem Samenkorn nachgeahmt wäre, so daß es
meine Augen nicht von einem wahren unterscheiden
könnten, so würde keine Kraft der Erde und des Lichtes

---

[5] Der Vollständigkeit halber seien hier einige solcher „Lehrer"
genannt: Ralph Melas Große, Heide Oehms, Hermann Keimeyer,
Thomas Mayer, Jostein Saether, Anna Katharina Dehmelt, Christiane
Feuerstack, Willi Seiß (†).

aus diesem eine Pflanze hervorlocken. Wer sich diesen Gedanken ganz klar macht, wer ihn innerlich erlebt, der wird sich auch den folgenden mit dem richtigen Gefühle bilden können. Er wird sich sagen: in dem Samenkorn ruht schon auf verborgene Art – als Kraft der ganzen Pflanze – das, was später aus ihm herauswächst. In der künstlichen Nachahmung ruht diese Kraft nicht. Und doch sind für meine Augen beide gleich. In dem wirklichen Samenkorn ist also etwas unsichtbar enthalten, was in der Nachahmung nicht ist. Auf dieses Unsichtbare lenke man nun Gefühl und Gedanken. "[Wer da einwenden wollte, daß bei einer genaueren mikroskopischen Untersuchung sich ja doch die Nachahmung von dem wirklichen Samenkorn unterscheide, der zeigte nur, daß er nicht erfaßt hat, worauf es ankommt. Es handelt sich nicht darum, was man genau wirklich in sinnenfälliger Weise vor sich hat, sondern darum, daß man daran seelisch-geistige Kräfte entwickle.]" Man stelle sich vor: dieses Unsichtbare wird sich später in die sichtbare Pflanze verwandeln, die ich in Gestalt und Farbe vor mir haben werde. Man hänge dem Gedanken nach: das Unsichtbare wird sichtbar werden. Könnte ich nicht denken, so könnte sich mir auch nicht schon jetzt ankündigen, was erst später sichtbar werden wird.

Besonders deutlich sei es betont: Was man da denkt, muß man auch intensiv "fühlen". Man muß in Ruhe, ohne alle störenden Beimischungen anderer Gedanken, den einen oben angedeuteten in sich erleben. Und man muß sich Zeit lassen, so daß sich der Gedanke und das Gefühl, die sich an ihn knüpfen, gleichsam in die Seele einbohren. – Bringt man das in der rechten Weise zustande, dann wird man nach einiger Zeit – vielleicht erst nach vielen Versuchen – eine Kraft in sich verspüren. Und diese Kraft wird eine neue Anschauung erschaffen. Das Samenkorn wird wie in einer kleinen Lichtwolke eingeschlossen erscheinen. Es wird auf sinnlich–geistige Weise als eine Art Flamme empfunden werden. Gegenüber der Mitte dieser Flamme empfindet man so, wie man beim Eindruck der Farbe Lila empfindet; gegenüber dem Rande, wie man der Farbe Bläulich gegenüber empfindet. – Da erscheint das, was man vorher nicht gesehen hat und was die Kraft des Gedankens und der Gefühle geschaffen hat, die man in sich erregt hat. Was sinnlich unsichtbar war, die Pflanze, die erst später sichtbar werden wird, das offenbart sich da auf geistig sichtbare Art.

Es ist begreiflich, daß mancher Mensch das alles für Illusion halten wird. Viele werden sagen: «Was sollen mir solche Gesichte, solche Phantasmen?» Und manche werden abfallen und den Pfad nicht fortsetzen. Aber gerade darauf kommt es an: in diesen schwierigen Punkten der menschlichen Entwickelung nicht Phantasie und geistige Wirklichkeit miteinander zu verwechseln. Und ferner darauf, den Mut zu haben, vorwärts zu dringen und nicht furchtsam und kleinmütig zu werden. Auf der anderen Seite aber muß allerdings betont werden, daß der gesunde Sinn, der Wahrheit und Täuschung unterscheidet, fortwährend gepflegt werden muß. Der Mensch darf während all dieser Übungen nie die volle bewußte Herrschaft über sich selbst verlieren. So sicher, wie er über die Dinge und Vorgänge des Alltagslebens denkt, so muß er auch hier denken. Schlimm wäre es, wenn er in Träumerei verfiele. Verstandesklar, um nicht zu sagen: nüchtern, muß er in jedem Augenblicke bleiben. Und der größte Fehler wäre gemacht, wenn der Mensch durch solche Übungen sein Gleichgewicht verlöre, wenn er abgehalten würde, so gesund und klar über die Dinge des Alltagslebens zu urteilen, wie er das vorher getan hat. Immer wieder soll sich der Geheimschüler daher prüfen, ob er nicht etwa aus seinem Gleichgewicht herausgefallen ist, ob er derselbe geblieben ist innerhalb der Verhältnisse, in denen er lebt. Festes Ruhen in sich selbst, klarer Sinn für alles, das muß er sich bewahren. Allerdings ist streng zu beachten, daß man sich nicht jeder beliebigen Träumerei hingeben soll, sich nicht allen möglichen Übungen überlassen soll. Die Gedankenrichtungen, die hier angegeben werden, sind seit Urzeiten in den Geheimschulen erprobt und geübt. Und nur solche werden hier mitgeteilt. Wer solche anderer Art anwenden wollte, die er sich selbst bildet oder von denen er da oder dort hört und liest, der muß in die Irre gehen und wird sich bald auf dem Pfade uferloser Phantastik befinden.

Eine weitere Übung, die sich an die beschriebene anzuschließen hat, ist die folgende. Man stelle sich einer Pflanze gegenüber, die sich auf der Stufe der vollen Entwickelung befindet. Nun erfülle man sich mit dem Gedanken, daß die Zeit kommen werde, wo diese Pflanze abstirbt. Nichts wird von dem mehr sein, was ich jetzt vor mir sehe. Aber diese Pflanze wird dann Samenkörner aus sich entwickelt haben, die wieder zu neuen Pflanzen werden. Wieder werde ich gewahr, daß in dem, was ich sehe, etwas verborgen ruht, was ich nicht sehe. Ich erfülle mich ganz mit dem Gedanken: diese Pflanzengestalt mit ihren Farben wird künftig nicht mehr sein. Aber die Vorstellung, daß sie Samen bildet, lehrt mich, daß sie nicht in Nichts verschwinden werde. Was sie vor dem Verschwinden bewahrt, kann ich jetzt ebensowenig mit Augen sehen, wie ich früher die Pflanze im Samenkorn habe sehen können. Es gibt also in ihr etwas, was ich nicht mit Augen sehe. Lasse ich diesen Gedanken in mir leben und verbindet sich das entsprechende Gefühl in mir mit ihm, dann entwickelt sich wieder, nach angemessener Zeit, in meiner Seele eine Kraft, die zur neuen Anschauung wird. Aus der Pflanze wächst wieder eine Art von geistiger Flammenbildung heraus. Diese ist natürlich entsprechend größer als die vorhin geschilderte. Die Flamme kann etwa in ihrem mittleren Teile grünlichblau und an ihrem äußeren Rande gelblichrot empfunden werden.

Es muß ausdrücklich betont werden, daß man, was hier als «Farben» bezeichnet wird, nicht so sieht, wie physische Augen die Farben sehen, sondern daß man durch die geistige Wahrnehmung Ähnliches empfindet, wie wenn man einen physischen Farbeneindruck hat. Geistig «blau» wahrnehmen heißt etwas empfinden oder erfühlen, was ähnlich dem ist, was man empfindet, wenn der Blick des physischen Auges auf der Farbe «Blau» ruht. Dies muß berücksichtigen, wer allmählich wirklich zu geistigen Wahrnehmungen aufsteigen will. Er erwartet sonst, im Geistigen nur eine Wiederholung des Physischen zu finden. Das müßte ihn auf das bitterste beirren."[6]

---

[6] Rudolf Steiner: Wie erlangt man Erkenntnisse der höheren Welten?, GA 10, Rudolf Steiner Vlg., Dornach 1993, S. 58ff

Neben dieser hier gegebenen Meditation, die für Anfänger – wie gesagt – recht gefahrlos ist, möchte ich noch auf weitere von Rudolf Steiner gegebene Meditationen und Mantren (auch: mantrische Sprüche) verweisen. Eine beispielhafte Auswahl findet sich in dem schmalen Bändchen aus dem Spruch- und Schriftgut von Rudolf Steiner *„Ausgewählte Gebete, Meditationen und mantrische Sprüche"*, BOD, Norderstedt 2012.

6. Die Nebenübungen

Um dennoch gegebenen Gefahren der Meditation, vor allem für psychisch labile Zeitgenossen vorzubeugen, seien hier auch noch die sogenannten „Nebenübungen" angegeben, die jeder durchführen sollte, der im übersinnlichen Schauen vorwärts schreiten möchte. Denn: In rechter Weise werden die seelischen Wahrnehmungsorgane nur ausgebildet, wenn der Astralleib[7] zuvor einer gründlichen Reinigung (Katharsis) unterworfen wurde. Geschieht dies nicht, so werden durch die Meditationsübung auch alle noch im Astralleib waltenden negativen Kräfte, wie etwa Eitelkeit, Unehrlichkeit, Neid usw., verstärkt und der Geistesschüler dadurch auf moralisch bedenkliche Abwege geführt.

Rudolf Steiner gibt dazu eine „goldene Regel" an:
"Und diese goldene Regel ist: wenn du einen Schritt vorwärts zu machen versuchst in der Erkenntnis

---

[7] Vgl. Rudolf Steiner: Theosophie, GA 9, Rudolf Steiner Vlg., Dornach 2013, S. 58 - 60

geheimer Wahrheiten, so mache zugleich drei vorwärts in der Vervollkommnung deines Charakters zum Guten."[8]

Die Nebenübungen wurden von Rudolf Steiner in verschiedenen Varianten gegeben. Im Kern geht es immer um die Entwicklung folgender sechs Eigenschaften:

"Gedankenkontrolle. Sie besteht darin, daß man wenigstens für kurze Zeiten des Tages nicht alles mögliche durch die Seele irrlichtelieren läßt, sondern einmal Ruhe in seinem Gedankenlaufe eintreten läßt. Man denkt an einen bestimmten Begriff, stellt diesen Begriff in den Mittelpunkt seines Gedankenlebens und reiht hierauf selbst alle Gedanken logisch so aneinander, daß sie sich an diesen Begriff anlehnen. Und wenn das auch nur eine Minute geschieht, so ist es schon von großer Bedeutung für den Rhythmus des physischen und Ätherleibes.

Initiative des Handelns, das heißt, man muß sich zwingen zu wenn auch unbedeutenden, aber aus eigener Initiative entsprungenen Handlungen, zu selbst auferlegten Pflichten. Die meisten Ursachen des Handelns liegen in Familienverhältnissen, in der Erziehung, im Berufe und so weiter. Bedenken Sie nur, wie wenig eigentlich aus der eigenen Initiative hervorgeht! Nun muß man also kurze Zeit darauf verwenden, Handlungen aus der eigenen Initiative hervorgehen zu lassen. Das brauchen durchaus nicht wichtige Dinge zu sein; ganz unbedeutende Handlungen erfüllen denselben Zweck.

---

[8] Rudolf Steiner: Wie erlangt man Erkenntnisse der höheren Welten?, GA 10, Rudolf Steiner Vlg., Dornach 1993, S. 65

Gelassenheit. Das dritte, um was es sich handelt, kann man nennen Gelassenheit. Da lernt man den Zustand des Hin- und Herschwankens zwischen «himmelhoch jauchzend» und «zum Tode betrübt» regulieren. Wer das nicht will, weil er glaubt, daß dadurch seine Ursprünglichkeit im Handeln oder sein künstlerisches Empfinden verlorengehe, der kann eben keine okkulte Entwickelung durchmachen. Gelassenheit heißt, Herr sein in der höchsten Lust und im tiefsten Schmerz. Ja, man wird für die Freuden und Leiden in der Welt erst dann richtig empfänglich, wenn man sich nicht mehr verliert im Schmerz und in der Lust, wenn man nicht mehr egoistisch darin aufgeht. Die größten Künstler haben gerade durch diese Gelassenheit am meisten erreicht, weil sie sich dadurch die Seele aufgeschlossen haben für subtile und innere wichtige Dinge.

Unbefangenheit (Positivität). Das vierte ist, was man als Unbefangenheit bezeichnen kann. Das ist diejenige Eigenschaft, die in allen Dingen das Gute sieht. Sie geht überall auf das Positive in den Dingen los. Als Beispiel können wir am besten eine persische Legende anführen, die sich an den Christus Jesus knüpft: Der Christus Jesus sah einmal einen krepierten Hund am Wege liegen. Jesus blieb stehen und betrachtete das Tier, die Umstehenden aber wandten sich voll Abscheu weg ob solchen Anblicks. Da sagte der Christus Jesus: Oh, welch wunderschöne Zähne hat das Tier! - Er sah nicht das Schlechte, das Häßliche, sondern fand selbst an diesem eklen Kadaver noch etwas Schönes, die weißen Zähne. Sind wir in dieser Stimmung, dann suchen wir in allen Dingen die positiven Eigenschaften, das Gute, und wir können es überall finden. Das wirkt in ganz mächtiger Weise auf den physischen und Ätherleib ein.

Glaube (Unvoreingenommenheit). Das nächste ist der Glaube. Glauben drückt im okkulten Sinne etwas anderes aus, als was man in der gewöhnlichen Sprache darunter versteht. Man soll sich niemals, wenn man in okkulter Entwickelung ist, in seinem Urteil durch seine Vergangenheit die Zukunft bestimmen lassen. Bei der okkulten Entwickelung muß man unter Umständen alles außer acht lassen, was man bisher erlebt hat, um jedem neuen Erleben mit neuem Glauben gegenüberstehen zu können. Das muß der Okkultist bewußt durchführen. Wenn einer zum Beispiel kommt und sagt: Der Turm der Kirche steht schief, er hat sich um 45 Grad geneigt - so würde jeder sagen: Das kann nicht sein. - Der Okkultist muß sich aber noch ein Hintertürchen offen lassen. Ja, er muß so weit gehen, daß er jedes in der Welt Erfolgende, was ihm entgegentritt, glauben kann, sonst verlegt er sich den Weg zu neuen Erfahrungen. Man muß sich frei machen für neue Erfahrungen; dadurch werden der physische und der Ätherleib in eine Stimmung versetzt, die sich vergleichen läßt mit der wollüstigen Stimmung eines Tierwesens, das ein anderes ausbrüten will.

Inneres Gleichgewicht. Und dann folgt als nächste Eigenschaft inneres Gleichgewicht. Es bildet sich durch die fünf anderen Eigenschaften nach und nach ganz von selbst heraus. Auf diese sechs Eigenschaften muß der Mensch bedacht sein. Er muß sein Leben in die Hand nehmen und langsam fortschreiten im Sinne des Wortes: Steter Tropfen höhlt den Stein." [9]

---

[9] Rudolf Steiner: Vor dem Tore der Theosophie, GA 95, Rudolf Steiner Vlg., Dornach 1990, S. 117ff

Autobiographische Notiz:

Michael Heinen-Anders wurde am 25.02.1960 in Köln geboren. Er studierte an der Bergischen Universität Wuppertal Wirtschafts- und Sozialwissenschaften.
1989 schloss er das Studium als Diplom-Ökonom ab.
Michael Heinen-Anders trat 1994 der Anthroposophischen Gesellschaft, Zweig Köln, bei.
Seit 2011 ist er gleichfalls Mitglied der Freien Hochschule für Geisteswissenschaft.
Er veröffentlichte zahlreiche literarische, essayistische und wissenschaftliche Schriften, darunter „Aus anthroposophischen Zusammenhängen", BOD, Norderstedt 2010 und „Aus anthroposophischen Zusammenhängen Band II", BOD, Norderstedt 2012.
Michael Heinen-Anders lebt in Köln, ist geschieden und hat zwei erwachsene Töchter.